AF312442

SPECIMEN

ANALYTIQUE ABRÉGÉ

DU TRAITÉ DE LA MÉDICATION

PURGATIVE ET DÉPURATIVE

DE M. DEHAUT.

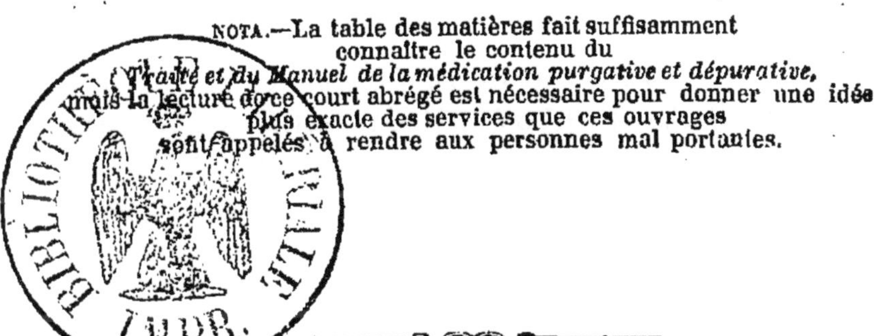

NOTA.—La table des matières fait suffisamment connaître le contenu du *Traité et du Manuel de la médication purgative et dépurative,* mais la lecture de ce court abrégé est nécessaire pour donner une idée plus exacte des services que ces ouvrages sont appelés à rendre aux personnes mal portantes.

PARIS

IMPRIMERIE D'AUBUSSON ET KUGELMANN

RUE DE LA GRANGE BATELIÈRE, 13

1857

A quoi sert le sang?

Ouvrez la veine à un cheval, à un mouton, laissez couler le sang et observez. Vous verrez l'animal s'*affaiblir*, *mourir*, puis devenir *froid*. Qu'est-ce que cela prouve? Cela prouve que la *chaleur*, la *vie* et la *force* résident dans le sang, *puisque tout cela s'en va avec lui.*

Tout ce qui existe dans le corps humain, soit solide, soit liquide, provient du sang, et les aliments digérés sont la source où le sang s'approvisionne des matériaux qu'il distribue sans cesse à tous les organes.

Le sang peut se gâter.

Examinez du sang nouvellement répandu. En peu de temps son apparence change; il se *décompose* et finit par devenir un foyer de *putréfaction.*

Le sang, *la chose la plus utile*, peut donc devenir la chose *la plus mauvaise.* Or, sachez bien qu'une décomposition plus ou moins complète du sang peut avoir lieu aussi *dans l'intérieur même du corps*, sous l'influence d'une multitude de causes, telles que : mauvaise qualité, manque ou excès de nourriture, *chaud*, *froid*, *fatigue*, *chagrin*, *excès* de tous genres, *mauvais air*, etc.

Que faut-il entendre par le mot humeurs ?

Il y a deux sortes d'humeurs, les *bonnes* et les *mauvaises*. Les *bonnes humeurs* se composent de tout ce qui est *liquide* dans le corps d'un individu *bien portant*. Le sang est la plus importante des bonnes humeurs.

Le nom de *mauvaise humeur* est réservé pour désigner la portion du sang ou de quelqu'autre liquide naturel *qui a cessé d'être pur*. Qu'est-ce c'est que la *bile*, la *pituite*, les *glaires*, le *pus*, la *sanie*, etc. ? C'est précisément le *mauvais* sang qui sort du corps sous ces diverses apparences, soit spontanément, soit par l'effet des remèdes.

Comme les bonnes humeurs ne sont *jamais* des causes de maladies, convenons qu'à l'avenir, pour éviter toute confusion et *pour abréger*, le mot *humeur*, tout seul, signifiera la même chose que mauvaise humeur.

Comment se produit la mauvaise santé ?

Nous ferions injure à votre *bon sens*, si nous avions la prétention de vous apprendre que toutes ces mauvaises humeurs sont *nuisibles* à la santé. Vous savez bien, par exemple, que si *le quart* des fluides circulant dans vos veines est *changé en humeurs*, votre corps ne saurait conserver la vigueur qui est l'effet d'un sang riche et pur.

La mauvaise santé ne provient pas du sang, mais seulement des humeurs. Quand les humeurs ne sont fixées *nulle part*, il y a mauvaise santé, sans nom particulier, c'est-à-dire, maladie plus ou moins prononcée de tout le corps. Quand les humeurs se sont *fixées* et *amassées* dans un organe, la maladie qui en résulte reçoit un nom en rapport avec cet organe et avec la manière dont il est affecté.

C'est ainsi que vous pouvez vous rendre compte de la production des *enflures*, des *inflammations*, des *dépots*, des *engorgements*, des *glandes*, des *tumeurs*, etc.

Voulez-vous comprendre comment se produisent les *fistules*, les *ulcères*, les *plaies supurantes*, les *dartres*, les *catarrhes*, les *écoulements chroniques*, etc.? Remarquez seulement que ces maux sont constitués par des humeurs *qui sortent du corps* à mesure qu'elles se déposent dans les parties affectées. Mais, pour que des humeurs sortent ainsi du corps, ne faut-il pas admettre qu'elles existent préalablement et dans la masse du sang ?

Que faut-il faire pour rétablir la santé ?

Si une épine a pénétré dans les chairs, faut-il vous apprendre que, pour guérir le mal qui en résulte, il importe, *avant tout*, de retirer l'épine ? Non, sans doute. Vous n'aurez pas plus de peine à comprendre que, pour rétablir la santé troublée par les humeurs, il faut *chasser* ces humeurs : si vous en débarrassez le corps entièrement, le sang redeviendra *pur* et la santé *parfaite*. Pour qu'une maladie guérisse, il faut, de toute nécessité, que la cause du mal *sorte du corps*, n'importe par quelle voie.

La nature elle-même révèle aux hommes le système purgatif

Mais comment s'y prendre pour opérer cette expulsion des humeurs ? Interrogez la *Nature*, c'est-à-dire, les animaux par l'*instinct* desquels elle nous révèle les moyens qui lui conviennent le mieux. Observez, par exemple, un *chien malade*. Vous le verrez, sans ordonnance de médecin, manger certaines herbes qui le *purgent*.

En outre, qui ne sait que la santé est ordinairement meilleure après une diarrhée passagère, après un *débordement* de bile, par exemple ?

Une sorte de voix instinctive ne nous porte-t-elle pas nous-mêmes, *quand il y a lieu*, à confesser que nous ressentons le besoin d'être purgés ?

Nous voici donc placés, *par la nature elle-même*, sur la trace du système purgatif. Rien ne prouve mieux que ce système médical est le plus conforme au vœu de la nature que son emploi *universel*, non-seulement depuis les temps les plus reculés dont l'histoire fasse mention, mais aussi sur tous les points de la terre habités par des hommes ou par des animaux.

On ne saurait le contester, les substances

purgatives sont les plus précieuses de toute la matière médicale. Elles sont très-nombreuses et très-variées. Elles se distinguent les unes des autres par des avantages et par des inconvénients particuliers qu'il serait trop long de rapporter ici. En combinant de diverses manières les purgatifs simples, on est parvenu à en composer des remèdes plus efficaces et d'un emploi plus commode.

Obstacles à la découverte d'un bon purgatif.

Cependant, pourquoi voit-on si peu de malades guéris par la purgation, malgré l'évidente supériorité du système purgatif?

Vous comprendrez cela sans peine, si vous considérez que bien peu de maladies sont guérissables à l'aide d'*un* ou *deux* jours de purgation, surtout lorsqu'elles sont déjà anciennes et quand elles ont de la gravité. Il faut quelquefois *plusieurs semaines* et même *plusieurs mois* d'un traitement régulier.

Or, comment supporter pendant tout ce temps des médecines exigeant une *diète* et des *rafraîchissements* préparatoires ; médecines qu'il faut prendre *à jeun* et avec toutes sortes de précautions ; médecines qui souvent délabreraient les organes digestifs, et qui, d'ailleurs, sont presque toujours si désagréables à avaler que le courage, sinon la force, manquerait à ceux qui voudraient persister.

Cette imperfection des remèdes purgatifs provient de ce que, dans cette matière, l'*expérimentation n'est pas facile*. En effet, le médecin le plus savant ne possède pas une connaissance suffisante des drogues simples, et surtout de l'art de les combiner. De son côté, le pharmacien le plus habile est privé de l'*expérience médicale* indispensable pour apprécier la bonté de ses combinaisons.

Pourquoi nous avons mieux réussi que nos devanciers.

Réunissant la double qualité de médecin et de pharmacien ; appliquant toute notre aptitude à cette double étude qu'on ne devrait jamais séparer ; pénétré, en outre, de la supériorité du système purgatif que nous appliquons le plus fréquemment possible, sera-t-on surpris que nous ayons réussi *mieux que nos devanciers* dans la composition de préparations purgatives, nous qui pouvions expérimenter *par nous-mêmes,* de toutes les manières ? La longue série de nos recherches nous a conduit à la découverte d'une combinaison nouvelle, basée sur des principes *non connus* des médecins anciens.

Propriétés et avantages du nouveau purgatif.

Cette combinaison remplit avec un bonheur remarquable toutes les conditions du problème. Ainsi la forme de *pilules,* que nous avons pu lui donner, la rend infiniment plus facile à prendre que les médecines en *liqueurs* ou en *poudres.*

Contrairement à ce qui a lieu pour les autres purgatifs, le nôtre n'opère bien que lorsqu'il est pris avec de bons aliments et des boissons fortifiantes.

Il purge parfaitement, sans manquer son effet, comme cela arrive à l'eau de Sedlitz et à d'autres purgatifs. La dose en est facile à régler, selon l'âge ou la force des individus. Les enfants et les vieillards le supportent sans difficulté. Chacun choisit, pour se purger avec ce remède, le *repas* et l'*heure* qui lui conviennent le mieux, suivant son appétit ou suivant ses occupations.

Ainsi, l'un préfère le repas du matin, l'autre celui du milieu de la journée ou bien celui du soir; ceux qui se couchent très-tard peuvent le prendre en faisant un souper; ils n'en dorment pas moins très-bien, sont purgés le matin, de bonne heure, et ils peuvent consacrer la journée à leurs occupations habituelles. La fatigue de la purgation étant tout à fait compensée par l'effet de la bonne alimentation prescrite, on se décide facilement à recommencer aussi souvent que cela est nécessaire pour remettre la santé en bon état. La répugnance qu'on éprouve naturellement pour les purgatifs ne peut guère exister pour le nôtre; car le souvenir en est bientôt effacé par la nourriture prise à la suite.

En un mot : *la manière d'employer ce purgatif est diamétralement l'opposé de celle qui convient à tout autre.*

Malgré leurs inconvénients, les purgatifs ordinaires avaient déjà procuré la guérison de bien des maladies réputées incurables; mais un remède amené à un tel degré de perfectionnement devait fournir le moyen de réussir bien plus fréquemment, et surtout avec plus de facilité. C'est ce que l'expérience a confirmé.

Depuis que nous employons ce moyen, nous ne rencontrons plus de malades hésitant à prendre la purgation sous prétexte de *mauvais goût*, ou par crainte de s'*affaiblir*. La longueur d'un traitement n'est plus un obstacle, et lorsque le mal exige, par exemple, qu'on se purge *vingt fois* ou même *cent fois* de suite, ont n'est plus retenu par la crainte d'être obligé de renoncer avant la fin. Plus d'une personne qui n'avait jamais pu se résoudre à prendre une médecine ordinaire, a accueilli nos pilules avec empressement, déterminée surtout par cette particularité essentielle : *qu'il ne faut pas jeûner ; mais au contraire prendre les choses dont la privation est le plus pénible avec les autres médecines.*

Lorsqu'il s'agit d'une simple purgation de quelques jours seulement, il est déjà fort agréable de n'être pas obligé de se *préparer* par la diète, par des tisanes et des bouillons d'herbes, et de pouvoir, au contraire, choisir son meilleur repas pour prendre un purgatif facile à dissimuler ; mais combien ces avantages ne sont-ils pas plus précieux encore, lorsqu'on a affaire aux maladies les plus sérieuses, les plus longues à guérir, comme certaines *tumeurs*, certains *engorgements*, les *paralysies*, les affections *cutanées*, les *catarrhes* et bien d'autres maladies incurables, même pour les médecins le plus justement renommés.

Ces maladies lentes et anciennes , *qui ne sauraient céder qu'à une purgation régulièrement et longtemps réitérée*, étaient celles que nous avions principalement en vue dans nos recherches sur le choix d'un purgatif ; car, c'est dans ces cas *difficiles* et *longs*, que les malades manquaient le plus souvent du courage et de la force nécessaire pour se guérir en se servant de médecines qu'il faut prendre *à jeun*. Avec notre remède, ce n'est plus que par une rare exception et dans les cas difficiles qu'on a parfois besoin de cette force et de ce courage ; il suffit seulement d'une certaine constance qu'on est en droit d'attendre de tout malade raisonnable.

A quelles maladies s'applique la nouvelle méthode purgative et dépurative.

Le système purgatif en général s'emploie avec succès dans presque toutes les maladies ; mais nous ne devons pas laisser croire que notre *méthode particulière* soit applicable à toutes sans exception. A ce sujet, il importe de ne pas perdre de vue la distinction que nous allons établir entre les maladies *aiguës* et les maladies *chroniques*.

Exemples de maladies aiguës.

La *rougeole*, la *scarlatine*, l'*érisypèle*, sont des exemples de maladies aiguës peu graves. La *variole*, la *fluxion de poitrine*, la fièvre *putride*, la fièvre *cérébrale*, sont des exemples d'affection aiguës sérieuses. Vous remarquerez que les maladies aiguës se terminent toujours, d'une manière ou d'une autre, dans l'espace d'une à six semaines ; que les malades sont alités et abattus par la *fièvre*, ce qui rend indispensable une *diète* plus ou moins sévère, les aliments faisant alors plus souvent du mal que du bien.

D'après cela, il est évident que nos pilules, *qui veulent être accompagnées d'une bonne nourriture*, ne seraient pas toujours bien supportées dans ces affections fébriles. Dans ces cas-là, il est préférable d'avoir recours aux anciens purgatifs, tels que les *sels*, la *manne*, l'huile de *ricin*, etc., et encore est-il très-prudent de se faire diriger par un médecin en position de *visiter* le malade selon le besoin, en cas de danger pressant.

Exemple des maladies chroniques.

Les *dartres*, les *délabrements* d'estomac, les *rhumatismes*, les *engorgements* de toutes sortes, les *catarrhes*, les *humeurs froides*, et en général, tous ces états particuliers de malaises qu'on désigne sous le nom vague de *mauvaise santé*, sont des exemples de ce qu'il faut entendre par *maladies chroniques.*

C'est dans cette catégorie innombrable des infirmités humaines que notre purgatif est vraiment *précieux* et bien *supérieur* à tous les autres, puisqu'on peut l'employer sans danger ni difficulté pendant tout le temps nécessaire à la purification *complète* du sang, c'est-à-dire jusqu'à la guérison *radicale*, quand elle est possible, quelle que soit la longueur du traitement.

Au surplus , voici l'énumération des cas les plus communs dans lesquels la purgation peut être employée, soit pour guérir radicalement, soit seulement pour retarder les progrès de maux incurables, tels que certains cancers, certaines paralysies, etc., soit enfin pour conserver la santé générale dans le meilleur état possible :

Abcès (disposition aux).
Accidents (contre les suites d').
Acreté du sang.
Age critique, retour d'âge.
Aigreurs.
Amaurose, goutte sereine.
Amblyopie, berlue.
Angine, esquinancie, mal de gorge chronique.
Apoplexie, coup de sang.
Asthme.

Bile, maladies bilieuses.
Bourdonnements d'oreilles.
Bronchite, rhume, catarrhe.

Cancer, squirrhe.
Carie des os.
Carreau, gros ventre des enfants.
Catarrhe de vessie, de l'utérus.
Cauchemar.
Clous, furoncle.
Constipation , échauffement d'intestins.
Couperose.
Couches (suites de).
Convalescence difficile des maladies aigües, telles que : variole, pleurésie , scarlatine, etc.
Crachement de sang.
Crampes.

Danse de Saint-Guy, chorée.

Dartres, maladies de la peau.
Débilité, faiblesse générale.
Démangeaisons.
Dépuratifs (pour remplacer les remèdes dits).
Diarrhée, dévoiement.
Digestions laborieuses.
Dysentérie chronique.

Echauffement de la poitrine, des intestins.
Enfants : Ils peuvent être purgés comme les adultes.
Engorgements.
Engourdissements.
Enrouement.
Epilepsie, haut mal, mal caduc.
Erysipèles (dispositions aux).
Epidémies (comme préservatif en temps d').
Etouffements.

Fièvres intermittentes, ou d'accès.
Fièvre lente.
Fistule lacrymale, de l'anus, etc.
Flatuosités, vents, gaz, coliques venteuses.
Flueurs blanches.
Foie (maladies chroniques du).

Gale (suite de la)
Gastralgie.

***

Glaires et affections glaireuses.
Glandes.
Goutte, rhumatisme goutteux.
Gravelle.
Grossesse (le traitement pur-
gatif est bon pendant la).

Hémorrhoïdes.
Hydropisies.
Hypochondrie, spleen, mélan-
colie.
Hystérie, vapeurs.

Indigestions (disposition aux).
Inflammation chronique des
intestins, de la poitrine.
Insomnie, mauvais sommeil.

Jaunisse, ictère.

Lait répandu, maladies lai-
teuses.
Lumbago, mal de reins.

Maladies contagieuses.
Marasme, consomption.
Mauvaise haleine.
Maux de tête, céphalalgie.
Migraine.

Névralgies.
Nourrices (les nourrices malades peuvent se purger).

Obstructions internes.
Opérations chirurgicales
(avant et après les).

Ophthalmie, maux chroniques
des yeux et des paupières.
Ozène, punais.

Palpitations.
Paralysies.
Pituites.
Rachitisme, enfants noués.

Règles ou flux menstruel (re-
tards, difficultés des).
Rhumatismes, douleurs, fraî-
cheurs.
Rhumes négligés.

Sciatique, goutte sciatique.
Scorbut.
Scrofules, écrouelles, humeurs
froides.
Sévrage.
Suppression de cautère, vési-
catoires, sétons.
Suppuration d'oreille.
Surdité, dureté de l'ouïe.

Taches hépatiques.
Teigne.
Tiraillement d'estomac, déla-
brement.
Tympanite.
Tremblement nerveux.

Ulcères, plaies suppurantes.

Varices ulcérées.
Ver solitaire.
Vers intestinaux.
Vertige.
Vapeurs nerveuses.

INSTRUCTION GÉNÉRALE

POUR L'EMPLOI DU PURGATIF

**SOIT COMME SIMPLE PURGATION POUR CONSERVER LA SANTÉ
ET DISSIPER LES INDISPOSITIONS LÉGÈRES
SOIT COMME TRAITEMENT DES MALADIES CHRONIQUES,**

NOTA. — Cette instruction renferme toutes les explications dont on peut avoir besoin pendant le traitement, mais il importe de la lire plusieurs fois et de la consulter souvent pour bien comprendre les détails minutieux que nous y avons accumulés.

Manière de prendre les pilules.

Nos Pilules ne doivent être prises qu'en mangeant, et autant que possible en faisant un repas plus confortable que d'habitude. On peut les prendre à la fin du repas, mais il convient mieux de le faire au commencement ou au milieu, parce qu'elles sont alors plus faciles à avaler. Pour éviter la saveur amère des substances végétales dont elles sont composées, on doit éviter de leur laisser le temps de se dissoudre dans la bouche. On peut les prendre avec un liquide quelconque ; les envelopper dans de la gelée de groseilles, dans des confitures, dans du fromage, dans un pruneau cuit, dans un fruit, etc.

On peut aussi les avaler dans du vin, dans une cuillerée de potage ; mais, comme il arrive parfois qu'on se *dégoûte* de ce qui sert à les faire passer, il convient de ne pas employer, pour cela, ce qui doit former la nourriture principale.

Certains malades éprouvent une répugnance insurmontable pour prendre les pilules *qui semblent leur rester dans la gorge.* On peut, dans ces cas, les réduire en poudre, ou même, *si on ne redoute pas trop l'amertume*, les dissoudre dans de l'eau-de-vie. Prises de cette manière, elles opèrent ordinairement plus vite.

Aliments.

Les aliments qui conviennent le mieux, pendant ce traitement purgatif, sont d'abord le pain et les viandes de bœuf et de mouton, principalement rôties et peu cuites (quoiqu'il n'y ait aucun inconvénient à les manger de toute autre manière qui plairait davantage). La viande de porc, fraîche ou même salée, quand elle est bien supportée par l'estomac, peut être placée au même rang que les précédentes, surtout pour les habitants des campagnes, auxquels elle tient souvent lieu de bœuf et de mouton.

Les volailles, le veau rôti, et même le poulet rôti, quoique moins convenables que les viandes qui précèdent, sont encore bons pour les personnes dont l'appétit capricieux est difficile à satisfaire.

Le poisson de mer, frais ou salé, est assez bon ; mais le poisson d'eau douce ne convient guère qu'aux personnes très-malades, qui n'ont pas assez de force ou d'appétit pour prendre des aliments plus substantiels.

Les légumes conviennent moins que les viandes ; cependant on n'est pas obligé de s'en priver. On doit préférer ceux qui sont *mûrs*. Les pommes de terres ne sont pas contraires.

Les herbes cuites, comme *oseille, épinards,* etc., ne conviennent pas du tout.

Le pot-au-feu, au bœuf, au mouton ou au porc, est l'aliment le plus convenable ; mais quand on se purge avec ces pilules, il ne peut guère, à lui seul, constituer un bon repas ; il est bon d'y ajouter quelqu'autre mets substantiel pour que le repas soit suffisant.

Les soupes maigres conviennent peu, surtout celles aux herbes. *La soupe au lait est très-nuisible.*

Les fruits, même bien mûrs, ne conviennent pas du tout, à moins que ce ne soit seulement à titre de dessert et après un bon repas.

Les salades de chicorée, de pissenlits, de céleri et de cresson eu vinaigrées et fortement épicées d este s les seules qu'on puisse conseill

Les person s qui ont l'habit de de prendre,

pour déjeûner, du café au lait ou du chocolat, ne sont pas obligées d'y renoncer *quand elles s'en trouvent bien;* pourtant, un bon potage gras est ordinairement préférable.

L'appétit est presque toujours augmenté dès les premiers jours du traitement; mais le contraire a lieu quelquefois. L'agitation des humeurs peut amener un dégoût invincible pour les aliments les plus utiles. Dans ces cas difficiles, on peut s'écarter de la règle générale : on choisit alors les aliments, *quels qu'ils soient*, qui flattent le plus le palais. Ainsi, par exemple, l'eau de Seltz dans le vin, les mets très-épicés, les viandes salées, les fromages, les salades, — toutes choses qui ne sauraient constituer une bonne alimentation,— sont encore utiles, *si l'on ne peut pas faire mieux.*

Boissons conseillées.

Le vin pur, aux repas, est la boisson qui convient le mieux toutes les fois qu'il est bien supporté et que la soif n'est pas grande. Quand on boit beaucoup, on peut y ajouter de l'eau, ou bien, si l'appétit est faible, le couper avec de l'eau de Seltz. Le vin, pur ou coupé, en cas de soif, convient également dans l'intervalle des repas.

Vient ensuite le bouillon gras. Pris froid, à titre de boisson, il désaltère et nourrit à la fois.

L'eau miellée ou sucrée, à laquelle on ajoute *une* partie d'eau-de-vie sur *quatre* parties d'eau, est la boisson qui convient le mieux, *quand la soif est ardente et difficile à éteindre.* On doit la prendre par très-petite quantité et très-fréquemment. Cette boisson, très-agréable, se prend *froide;* mais il importe qu'elle arrive *tiède* dans l'estomac. Pour cela, on conserve chaque gorgée dans la bouche assez longtemps pour qu'elle s'y échauffe. Cela demande un peu de *volonté;* mais on est bien récompensé par -le soulagement très-prompt qui en résulte.

Le café noir, coupé avec beaucoup d'eau, est très-bon pour calmer la soif occasionnée par la chaleur de l'été, surtout si on le prend froid, et comme nous venons de le dire pour l'eau miellée.

Le thé est utile pour *remettre le cœur* quand l'effet des pilules est terminé, et même pendant qu'il se produit.

Boissons contraires.

Depuis le repas avec lequel on prend les pilules jusqu'à ce que leurs effets soient complètement achevés, on doit s'abstenir de toute espèce de boisson *rafraîchissante.* Ainsi, la bière, le cidre, l'orgeat, la limonade, les sirops rafraîchissants de groseille, etc., qui seraient quelquefois très-agréables au palais, doivent être alors évités avec soin, parce que la nature froide de ces boissons tend toujours à empêcher l'action du purgatif et à retenir les mauvaises humeurs dans les intestins, ce qui occasionne des coliques et d'autres malaises plus ou moins forts. Il en est de même du lait, qui se décompose dans un estomac sali par les humeurs comme il le ferait dans un vase malpropre.

Remarque. La bière de Paris est la plus mauvaise de toutes les bières ; mais celles du Nord, d'Allemagne ou d'Angleterre, étant très-spiritueuses, peuvent servir de boisson pendant le traitement et remplacer le vin, trop rare dans ces contrées.

Le cidre est également nuisible à Paris ; mais, dans les localités où on en fait la boisson ordinaire, et pour les personnes qui y sont bien habituées, le *bon cidre* peut aussi tenir lieu de vin.

C'est ainsi que, dans chaque pays, on doit s'attacher à prendre la boisson la plus usitée, pourvu qu'elle ne soit pas acide, mais au contraire plus ou moins analogue au vin, c'est-à-dire *alcoolique* ou *spiritueuse.*

Observations sur le régime.

Au reste, les fruits, les crudités, le laitage et les boissons rafraîchissantes ne sont interdits sévèrement *que pendant que le purgatif est dans le corps ;* car, avant de prendre le remède et après que les effets sont tout-à-fait terminés, on n'est rigoureusement astreint à *aucune précaution gênante,* sous le rapport des aliments et des boissons.

Cependant, il est bon qu'on évite de prendre beaucoup de boisson froide pendant les premières heures qui succèdent à l'effet du purgatif, à cause des coliques que ces boissons causent quelquefois.

Nous faisons aussi remarquer que les personnes fortes, sanguines, *dont l'estomac est très-bon*, n'ont pas besoin de s'attacher à suivre le régime confortable avec autant de soin que les personnes, beaucoup plus nombreuses, qui sont plus ou moins affaiblies. Ceux, par exemple, qui se traitent pour la goutte ou pour une acreté de sang à la peau, et qui, du reste, se portent très-bien, peuvent prendre notre purgatif *sans rien changer à leur ordinaire*. En un mot, le régime alimentaire doit être d'autant plus soigné que le sang est plus pauvre et que les malades sont moins forts ; à mesure que la santé se rapproche de l'état normal, on peut être moins attentif sur le choix de la nourriture.

A quelle heure faut-il prendre les pilules ?

D'après sa composition, ce purgatif devant toujours être *pris et digéré* en même temps que des aliments, il suit de là qu'on peut aussi le prendre à toute heure du jour. C'est là un des plus grands avantages de ce remède ; car, en effet, quelle que soit la position ou la profession de la personne qui veut en faire usage, elle peut toujours s'arranger de manière à obtenir les évacuations au moment où elle sera le plus libre. Ainsi, par exemple, si, en prenant les pilules le matin, au premier déjeuner, l'effet se produisait dans la journée, à une heure où l'on tiendrait à n'être pas dérangé, rien n'empêche, en ce cas, de les prendre au second repas, vers midi ou deux heures : l'effet aurait lieu plus tard, dans la soirée.

On peut prendre les pilules en dînant, vers cinq ou six heures ; si, dans ce cas, l'effet survenait le même soir, avant le coucher, ou le lendemain matin, ce serait l'heure la plus convenable et celle qu'on devrait adopter ; mais s'il se produisait au milieu de la nuit, il serait préférable de les prendre en faisant un souper, au moment de se coucher, afin de ne pas troubler le sommeil.

Lorsqu'on n'est pas en appétit, on peut, pour ce souper, se borner à prendre un potage et un verre de vin, ou plus simplement une tasse de vin chaud sucré avec du pain.

Néamoins, pendant l'hiver, si on habite un appartement bien chauffé, on pourra aussi prendre les pilules en dînant ou en soupant, pour que l'effet ait lieu la nuit ou le matin, le sommeil et la chaleur du lit diminuant beaucoup les malaises et les coliques. Mais quand on n'est pas logé convenablement, il vaut mieux s'arranger pour que l'effet se fasse pendant le jour ou dans la soirée. On évite ainsi, avec plus de facilité, des refroidissements qui pourraient occasionner des rhumes.

Pendant les fortes chaleurs de l'été et dans les pays chauds, on doit également s'arranger pour que les effets arrivent pendant la nuit ou le matin.

Enfin, on n'est pas obligé de prendre ces pilules tous les jours à la même heure ; on peut, au contraire, les prendre tous les jours à des heures différentes, suivant les occupations et comme on le juge convenable, *pour n'être dérangé que le moins possible.*

Effet des pilules.

L'effet ne se produit pas tout-à-fait de la même manière chez tout le monde : les garderobes viennent quelquefois au bout de deux heures, mais il peut arriver qu'elles tardent beaucoup plus longtemps : dix, quinze et même vingt-quatre heures, suivant la résistance que les mauvaises humeurs opposent à l'action du remède. Le plus souvent, les garderobes se succèdent rapidement, et l'effet se termine dans l'espace d'une heure ou deux ; mais quelquefois les selles ne se suivent qu'à d'assez longs intervalles.

Dans tous les cas, on n'est jamais obligé d'attendre que l'effet soit terminé pour faire un nouveau repas. Il est même préférable, lorsqu'il commence à s'annoncer, de manger, ou du moins, de prendre quelque chose de tonique, comme du vin chaud sucré, un bouillon gras, du café à l'eau. Par ces moyens, en précipitant les évacuations, on abrége de beaucoup la durée de l'effet, en même temps qu'on remédie à la fatigue qui peut les accompagner.

Coliques, malaises et moyens de les calmer.

Lorsque l'effet se produit, quelques personnes éprouvent des malaises, des coliques, des maux de cœur ou envies de vomir. Ces malaises ne dépendent pas directement des pilules : ils sont occasionnés par les maúvaises humeurs, au moment de leur passage dans l'estomac et dans les intestins ; ils ne se montrent presque jamais que dans les premiers jours du traitement, et ils vont toujours en diminuant d'intensité, à mesure que la quantité d'humeurs diminue. — *Ces pilules ne donnent jamais de coliques lorsqu'on est bien guéri* ; loin de se décourager, les personnes qui en éprouvent doivent donc faire tous leurs efforts pour tâcher de chasser de leur corps des humeurs dont la malignité peut donner lieu à de tels malaises.

Du reste, on peut toujours diminuer ou calmer entièrement ces malaises en prenant, au moment où ils commencent à se manifester, soit du bouillon gras chaud, soit du café à l'eau ou du vin chaud sucré et même de l'eau-de-vie pure. Le café à l'eau, ou l'eau-de-vie prise goutte à goutte, *même lorsqu'on les prend avec répugnance*, suffisent presque toujours pour dissiper les nausées et empêcher les vomissements qui en sont quelquefois la suite, en donnant à l'estomac la force de se débarrasser, par le bas, des humeurs qui s'y étaient amassées.

On peut encore calmer les plus fortes coliques en appliquant sur le ventre des linges fortement chauffés, soit devant le feu, soit au moyen d'un *fer à repasser*, ce qui est plus commode.

Après que les évacuations sont terminées, il arrive quelquefois qu'il reste, dans les intestins, un malaise vague, une sorte de colique sourde gênant plus par sa persistance que par son intensité ; d'autres fois, c'est un besoin d'aller à la selle non suivi de résultat. Ces sortes de malaises sont occasionnés par quelques matières glaireuses qui restent en trop petite quantité pour fournir une garderobe. Dans ce cas, il est très-convenable d'administrer un lavement simple ou légèrement purgatif, qui suffit pour entraîner au dehors la cause du malaise.

Enfin, dans quelques cas rares, des humeurs très-âcres, glaireuses, se détachent avec une grande facilité et donnent lieu à des évacuations très-fréquentes, composées d'une petite quantité de matières glaireuses et parfois sanguinolentes. Ces humeurs causent des douleurs très-vives dans le bas-ventre. Cette circonstance, qui, du reste, se présente très-rarement, ne doit donner aucune inquiétude ; il suffit, pour y remédier, de suspendre l'emploi des pilules pendant deux ou trois jours, et de prendre *très-fréquemment* de tout petits lavements d'*huile pure* (trois ou quatre cuillerées seulement à la fois).

Dose des pilules.

Il n'est pas possible de fixer d'avance le nombre de pilules qu'il faut prendre chaque jour ; il est très-variable d'une personne à une autre, et cela ne dépend ni de la force des sujets ni de leur tempérament ; en effet, il n'est pas rare que des enfants aient besoin d'une dose beaucoup plus forte que certains hommes robustes et bien portants, tandis que les personnes qui, en commençant, ne sont purgées qu'à l'aide d'un grand nombre de pilules, finissent toujours par l'être aisément *avec une seule*, quoique le tempérament n'ait pas pour cela changé. — Cette différence

dans les effets produits par un même remède
dépend uniquement de la nature des humeurs
que les pilules doivent détacher et entraîner,
lesquelles sont plus ou moins tenaces.

On se tromperait souvent, si, pour estimer le
nombre de pilules qu'on doit prendre *la première
fois*, on considérait ce qu'il en faut à une autre
personne, puisque, de deux individus de force
égale, l'un peut être très-facile à émouvoir, et
l'autre très-difficile. Dans la même famille, on
remarque souvent que la personne la plus déli-
cate est aussi la plus difficile à purger. Il n'y a
donc pas de moyen de savoir d'avance si on
sera facile à purger. On ne peut être fixé sur ce
point qu'après avoir *essayé* : deux ou trois jours
de tâtonnement suffisent habituellement pour
qu'on sache bien quel est le nombre de pilules
le plus convenable à prendre chaque fois, quand
on ne tombe pas tout de suite sur la dose vou-
lue.

Le nombre d'évacuations obtenues la veille
sert de base pour déterminer la dose qu'il faut
prendre.

Pour être suffisante, il faut que chaque dose
produise de *trois à six selles* par jour.

Le premier jour, on commence par un nombre qui peut varier de *une* à *trois* pilules, suivant qu'on se croit plus ou moins facile à purger. On examine bien le nombre d'évacuatoins
provoquées par cette première dose ; s'il est de
quatre ou de *cinq*, on continue tous les jours à
prendre le même nombre de pilules. Si on n'ob-
tient pas assez de garderobes, on augmente, le
lendemain, de une ou de deux pilules, et, dans

le cas contraire, si le nombre de garderobes est trop grand, on diminue d'une pilule.

On est quelquefois obligé d'élever la dose jusqu'à dix pilules, et même plus, pour obtenir des selles en nombre suffisant, ce qui indique que les humeurs sont très-tenaces. D'autres fois, une seule pilule suffit pour produire des effets abondants, et il se trouve même des personnes qui sont obligées de couper une pilule en deux, pour n'en prendre que la moitié.

Quand une dose de pilules a produit un effet trop abondant, huit à dix selles ou plus, on peut se reposer le lendemain, *si on se trouve fatigué*, et continuer ensuite par une dose plus faible.

En général, il faut prendre des pilules *une seule fois* par jour, et en prendre tous les jours, sans exception, *autant que possible*, jusqu'à ce que la santé soit complétement rétablie.

Pourtant, quand le défaut d'appétit ou le mauvais état de l'estomac ne permet pas de prendre une alimentation proportionnée au nombre d'é-vacuations obtenues, on peut, de temps en temps, se reposer *un jour ou deux*, pourvu toutefois que ces jours-là on ne se trouve pas *moins bien* et qu'on puisse prendre et *digérer* des aliments en plus grande quantité, sans quoi il n'y aurait aucun profit à se reposer.

Quand une seule pilule produit plus de cinq ou six évacuations, si on éprouve une fatigue trop prononcée, on n'en prend qu'une moitié, ou bien on met un jour d'intervalle entre la prise de chaque pilule.

Il ne faut pas avoir égard au nombre total de pilules employées pour un traitement, mais seulement au nombre de fois qu'on en doit prendre, au nombre de jours que dure ce traitement; par exemple, cent pilules suffiront pour un traitement de cent jours, s'il n'en faut *qu'une* chaque fois ; tandis que cette quantité ne durera que vingt jours si, étant difficile à purger, le malade est obligé d'en prendre cinq par jour.

Sil est utile de se reposer *un jour* aussi souvent qu'on le croit nécessaire, ce serait nuire au succès du traitement que de mettre trop souvent des intervalles de *deux* ou *trois* jours : se reposer deux ou trois jours de suite, c'est, presque toujours, faire un pas en arrière. Il vaut mieux prendre des doses plus faibles et s'arrêter moins chaque fois, à moins que ce ne soit pour achever le traitement et lorsqu'on est à peu près guéri. Dans ce dernier cas, en effet, on fait toujours bien de ne pas cesser brusquement.

En résumé, ce qu'il importe surtout de bien comprendre, en ce qui touche la dose du purgatif et lorsqu'il s'agit d'affections chroniques, c'est qu'il ne faut pas vouloir aller *trop vite.* Le succès de notre médication purgative et alimentaire est bien plus dans la *régularité* que dans l'énergie des effets. Si on se purge trop activement, on se fatigue. et la fatigue exige du repos; mais si on se repose, où est la régularité? Pendant qu'on se repose, le mal peut regagner ce que le remède lui avait fait perdre. Il est bien plus sage de consulter chaque jour ses forces, de faire tout ce qu'il est possible, mais de ne pas faire plus qu'il n'est possible. Il ne faut pas oublier que le *temps* est nécessaire pour défaire ce que le temps a contribué à produire, dans les maladies comme en toute chose.

Pour les enfants, les doses se règlent absolument de la même manière : seulement, il faut commencer par une plus petite quantité, par exemple, *le quart* d'une pilule pour les enfants d'un à deux ans ; *la moitié* pour ceux de deux à cinq ans ; une pilule *entière* pour ceux de cinq à dix ans ; enfin, après dix ans, il n'y a plus de différence entre les enfants et les personnes de tous les âges, jusqu'au plus avancé (1).

Durée du traitement purgatif.

L'espace de temps pendant lequel il faut continuer l'*usage régulier* des pilules ne saurait être déterminé d'avance. Il peut varier à l'infini, suivant l'espèce et l'ancienneté de la maladie, suivant l'exactitude avec laquelle le traitement est suivi, et aussi suivant un grand nombre d'autres circonstances, telle que le travail ou le repos forcés, une alimentation plus ou moins conforme au régime prescrit, les fatigues de l'esprit, les tourments de toute espèce, etc.

Le plus souvent, il suffit de quelques semaines

(1) Dans le cas de *constipation habituelle*, on ne prend, tous les deux jours, au dernier repas, que la petite dose nécessaire pour provoquer *une* selle ou deux au plus, sans rien changer à son régime ordinaire. (Voyez l'article très-détaillé sur la Constipation dans le *Traité* et dans le *Manuel*.)

de traitement pour qu'on soit guéri. Beaucoup de personnes même n'ont besoin de prendre les pilules que pendant une dizaine de jours. — Mais quand la maladie est invétérée, le traitement est nécessairement beaucoup plus long. Les affections de la peau, celles qui ont leur siége dans les viscères importants, comme le foie, les poumons, le cerveau et beaucoup d'autres affections chroniques exigent, presque toujours, un traitement de plusieurs mois, quelquefois même d'une ou plusieurs années.

Cela ne surprendra pas, si on considère que, dans ces maladies anciennes, ce n'est pas seulement le *sang* qu'il faut renouveler, mais encore la *chair* et les *autres parties solides du corps*, qui, ayant été formées par du sang de mauvaise qualité, ne peuvent pas présenter, elles-mêmes, assez de solidité pour accomplir leurs fonctions d'une manière convenable. Or, il est clair que s'il faut un temps assez long pour *renouveler la masse du sang*, il en faut bien plus encore pour renouveler les parties solides du corps. Cette difficulté, facile à comprendre, explique la longueur de certains traitements.

Il y a des personnes qui font usage de nos *Pilules* depuis dix ans et plus, bien heureuses de jouir, à cette condition, d'une santé passable qu'elles n'avaient plus le droit d'espérer, d'après les ravages que les mauvaises humeurs avaient produits dans leurs organes.

Cela prouve bien que les bons purgatifs *n'attaquent* pas les intestins, comme quelques personnes se plaisent à l'insinuer.

Observations importantes.

Les personnes qui, n'étant pas encore malades, éprouvent néanmoins le besoin de se purger, soit par précaution, soit pour prévenir une maladie imminente, *doivent prendre le purgatif pendant une semaine environ*. Il en est de même de celles qui sont véritablement malades, et qui, n'ayant pas assez de persévérance ou de courage pour braver les malaises qu'on éprouve quelquefois les premiers jours, voudraient renoncer à l'emploi de ce moyen après avoir commencé.

Cette observation est importante : car ce remède n'agit pas à la manière de l'eau de *Sedlitz* et de la *manne*, en ne faisant sortir que les matières qui se trouvent dans les intestins. Il agit, au contraire, sur toute la masse du sang, et les premières doses mettent en mouvement une quantité d'humeurs beaucoup plus grande que celle qui peut être expulsée dans le même temps, et qu'il pourrait être nuisible de laisser dans cet état d'agitation. — Il vaut donc mieux, quand on n'est pas décidé à prendre le remède pendant une semaine environ, ne pas le prendre du tout.

Notre purgatif diffère encore de tous les autres remèdes en général par une particularité bien remarquable, *c'est que le corps ne s'y habitue pas*. Dans les commencements du traitement, il est vrai, on est quelquefois obligé d'augmenter les doses ; mais, si l'on continue l'usage suffisamment, on arrive *toujours* à obtenir l'effet désiré *avec une seule pilule* quel qu'ait pu être le nombre nécessaire dans le commencement. **On** ne manque jamais d'obtenir ce résultat *quand la guérison est radicale*, ce qui ne pourrait certainement avoir lieu si le corps *s'habituait* à ce remède, comme il s'habitue à l'opium, au tabac et à d'autres poisons.

Cependant, il y a des personnes qui éprouvent une constipation prononcée après avoir pris quelques doses de pilules. Cette circonstance est souvent une preuve que la purgation n'a pas été suffisamment prolongée. Mais les personnes qui se trouvent ainsi constipées *pour n'avoir pas pris assez longtemps les pilules* ne doivent pas se préoccuper de cet état qui n'est que passager ; les intestins ne tardent pas, dans ce cas, à reprendre leur jeu ordinaire.

Précautions diverses.

Quoique le mode d'administration du remède rende son emploi extrêmement commode, il y a cependant quelques précautions à observer. Ainsi, par exemple, on doit éviter avec soin de s'exposer au froid pendant son action. — Il ne faut pas tenir les pieds ou les mains dans l'eau froide (ce qui, du reste, n'a plus d'inconvénient quand l'effet est fini depuis quelques heures). — Lorsque, par profession ou par un autre motif, on ne peut pas se soustraire entièrement à l'influence du froid, on prend les pilules à une heure calculée pour que l'effet arrive au moment où on y est le moins exposé.

Pendant les diverses périodes de la grossesse, pendant l'allaitement, et même pendant la durée du flux menstruel (1), il n'est pas nécessaire de suspendre l'usage des *pilules* qui, prises en pareil cas, n'ont jamais occasionné d'accidents.

Les bains de propreté sont permis, pourvu qu'on s'en trouve bien ; mais il ne faut les prendre que les jours où l'on se repose des pilules.

Pendant l'hiver, et surtout lorsqu'il gêle, le purgatif agit moins efficacement, et les personnes se traitant pour des maladies chroniques non dangereuses peuvent, sans inconvénient, interrompre l'usage des pilules pour le reprendre aussitôt que le temps devient plus doux.

Mais, dans les maladies graves, ce motif ne suffit pas pour interrompre le traitement pendant le temps froid : seulement il est alors un peu moins commode, à cause des précautions qu'il faut prendre pour ne pas s'enrhumer.

Moyens de reconnaître quand la guérison est radicale.

La guérison n'est pas toujours complète et radicale lorsque tous les symptômes apparents

(1) On ne doit pas commencer, pour la première fois, l'usage des pilules pendant que l'écoulement a lieu ; mais, une fois que le traitement est commencé, si les règles surviennent, on ne s'arrête plus.

de la maladie ont disparu : — les rechutes en sont la preuve. On doit donc continuer l'usage des pilules quelque temps encore après la disparition de la maladie, pour être certain de n'en pas laisser de germes.

L'usage prolongé du purgatif, lors même qu'on n'en a plus besoin, ne saurait avoir aucun inconvénient, et il vaudrait mieux le prendre pendant plusieurs mois de plus qu'il n'est rigoureusement nécessaire, que de s'arrêter quelques jours trop tôt ; en effet, il peut rester encore un *germe* de maladie assez faible pour ne pas produire des effets apparents, mais suffisant pour faire renaître le mal dans un temps plus ou moins éloigné.

Pour qu'on soit assuré que la guérison est *radicale*, il faut :

1° Qu'il ne reste plus aucune trace de la maladie ;

2° Qu'une seule pilule suffise pour produire plusieurs selles, au bout de deux ou trois heures, *sans coliques ni malaises ;*

3° Qu'on ne reste pas constipé en cessant l'usage des pilules.

Il est impossible qu'on ne jouisse pas d'une santé parfaite quand on remplit ces trois conditions DONT LA RÉUNION EST INDISPENSABLE.

RÉSUMÉ DE L'INSTRUCTION.

Nos engageons nos lecteurs à avoir toujours présent à la mémoire ce court abrégé de l'instruction précédente :

1° Il faut prendre nos pilules tous les jours, ou du moins le plus régulièrement et le plus souvent possible.

2° On les prend toujours en faisant un repas solide.

3° On n'en prend qu'une fois par jour.

4° On choisit toujours, pour les prendre, le repas et l'heure qui conviennent le mieux, suivant les occupations.

5° On règle les doses de manière à obtenir des selles *autant qu'on peut en supporter sans fatigue*, en commençant par *une* ou par *deux pilules*.

6° On continue jusqu'à ce que la santé soit aussi parfaite que possible.